MARTHE BERTIN

BÉBÉ

NOTIONS ÉLÉMENTAIRES DE PUÉRICULTURE

PARIS
LIBRAIRIE CLASSIQUE EUGÈNE BELIN

LE BÉBÉ

NOTIONS ÉLÉMENTAIRES DE PUÉRICULTURE

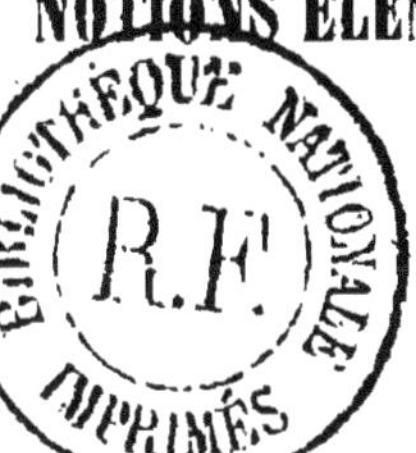

PAR

Marthe BERTIN

LAURÉAT DE L'ACADÉMIE FRANÇAISE

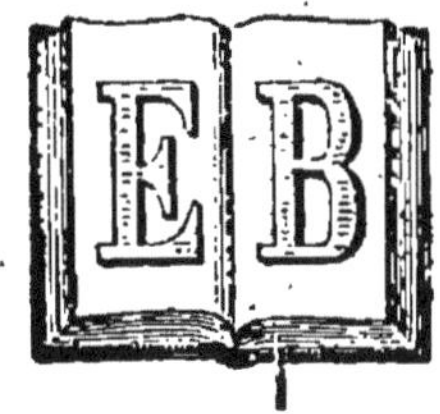

PARIS

BRAIRIE CLASSIQUE EUGÈNE BELIN

BELIN FRÈRES

RUE DE VAUGIRARD, 52

1906

TABLE DES MATIÈRES

SAINT-CLOUD. — IMPRIMERIE BELIN FRÈRES.

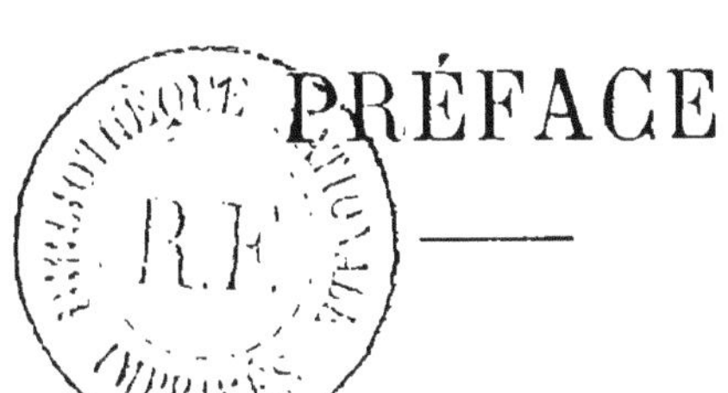

PRÉFACE

ʼi la cause des nourrissons est désormais gagnée ɔrès du corps médical, si dans le monde scientiɪe la *puériculture* a conquis droit de cité, il n'en malheureusement pas encore de même auprès du nd public.

Cependant la puériculture, qui est la *science de la* , doit être au premier rang des connaissances gées, puisqu'elle a trait au premier des devoirs.

Nombre de généreux esprits ont été séduits par la ndeur de la tâche à accomplir, mais la première tative vraiment pratique de lutte contre la mortaː du premier âge ne fut faite qu'en 1892 par le fesseur Pierre Budin qui établit la première *consulion de nourrissons.* L'idée a vite fait fortune et, ce à l'apostolat de son auteur, des œuvres filiales sont développées de toutes parts.

A l'heure actuelle, *consultations de nourrissons, ıttes de lait, ligue contre la mortalité infantile* tent à l'envi pour disputer le nouveau-né à la maie et à la mort.

Mais pourquoi cette science qui donne de si beaux ultats tarde-t-elle tant à se répandre? C'est que, ne part, les petits enfants mettent à mourir une gulière discrétion, alors que pour émouvoir les sses il faut une disparition dramatique; l'élevage nouveau-né, d'autre part, comporte une série de tiques que la médecine a réglées sans en simplifier ıoncé.

Pour faire œuvre de propagande, il faut laisser de

côté le langage scientifique et tenir au public un langage qu'il peut comprendre.

Telle est la raison d'être du livre que je présente aujourd'hui : inspiré par l'enseignement du professeur P. Budin, il unit à la rigueur du dogme la simplicité de l'exposition ; il tient le juste milieu entre le livre médical, réservé aux initiés, et le livre de vulgarisation, qui souvent se contente d'à peu près.

Telle est, du reste, l'opinion du professeur Budin, à qui le manuscrit a été communiqué ; il nous a dit dans une de ses lettres toutes les qualités qu'il trouvait à ce volume, insistant en particulier sur sa grande clarté qui lui permettra d'être compris par tous.

En lisant ce livre, on sent que l'auteur y a mis quelque chose de plus que son savoir, ce qui est la meilleure garantie du succès.

Tours, le 8 mai 1905.

Docteur R. MERCIER.

LE BÉBÉ

I

Du rôle de la femme auprès de l'enfant.

D'instinct, comme le petit chien ou le petit chat tette mère, le bébé réclame le lait de sa maman. Il a faim... sans qu'on ait besoin de le lui apprendre, ses lèvres uvrent, toutes prêtes à sucer ce lait qui doit le nourrir. st à sa mère que va son premier appel comme s'il sen- t que la mère, seule, peut assurer la vie de l'enfant, nme s'il savait d'avance que, dès le premier jour, et à aque heure désormais de sa vie — cette pauvre petite si fragile, si chancelante d'abord — sa maman est nte à lui et que son plus cher souci va être de *l'élever*, st-à-dire de le soigner, de le nourrir, de le protéger, ssi longtemps que sa faiblesse aura besoin de pro- tion.

Que de dangers guettent le petit enfant : le froid, la m, les maladies... toutes les misères dont on meurt! urtant ce Petit, si faible contre tout, sera le plus fort si mère sait l'aider et le défendre. Mais l'amour même la mère ne pourrait suffire, seul, à cette œuvre de pro- tion; comment aidera-t-elle son enfant si elle ne com- end pas les raisons de sa faiblesse, comment le dé- dra-t-elle si elle n'apprend pas à connaître et à nbattre les ennemis qui le menacent? C'est une tâche 'elle seule peut remplir, et que sa tendresse lui rendra uce; quelle femme voudrait s'y refuser? Quelle petite c, même, appelée à aider sa mère, à la remplacer, au soin, dans les soins à donner à un bébé, frère ou sœur, se sent entraînée, déjà, vers ce rôle qui sera le sien, prouve combien, vite et profondément, lui tient au cœur te petite vie qui lui est confiée?

Qu'elle sache, elle aussi, qu'un jour elle sera responsable de la santé de son enfant; que, dans une grande mesure, elle pourra, selon ses soins, lui infliger des souffrances ou les lui épargner, et par cela même le rendre heureux ou misérable, et elle comprendra que ce rôle de mère auquel elle est destinée, ce rôle de gardienne et de dépositaire d'une vie devenue précieuse, est le plus important et le plus élevé de tous, celui auquel elle doit se préparer avant tout, et mieux qu'à tout autre.

EXERCICE. — Pourquoi la femme doit-elle apprendre à soigner les enfants?

II

Le froid.

TOILETTE. — BAIN. — VÊTEMENTS. — BERCEAU.

Le premier ennemi du nouveau-né c'est le froid; il a, tout d'abord, besoin de chaleur, et un refroidissement brusque ou trop prolongé peut le tuer.

Sa température moyenne est de 37 degrés; c'est beaucoup plus que n'en ont (et n'en doivent avoir) même chauffées pour lui, les pièces où il sera lavé, habillé et couché; il faut donc le protéger avec soin des écarts qu'il aura à subir.

L'heure de la toilette n'est pas l'heure la plus agréable de la journée du bébé; elle marque généralement sa première révolte contre les vicissitudes d'ici-bas. Quelle que soit, cependant, la violence de ses protestations contre le traitement auquel il est soumis, la maman doit rester patiente et ferme et, tout en abrégeant son supplice autant que possible, en s'ingéniant à être adroite et prompte, elle ne doit rien négliger des soins qu'elle a à lui donner, la propreté, qu'il y tienne ou non, étant pour lui une condition de santé.

Le bébé doit être baigné dès sa naissance, et tous les …rs : bain d'eau tiédie à 34 ou 35 degrés, ayant été, …bord, bouillie ou filtrée ; il n'y sera laissé que quatre … cinq minutes ; tout le corps doit être savonné ; les yeux, … oreilles et la tête seront nettoyés minutieusement.

On s'assurera que les petites oreilles n'ont aucun écou…nent, et les yeux surtout seront très surveillés. Quelque…s, en effet, dès les premiers jours, les paupières devien…nt rouges et gonflées, un liquide jaunâtre se forme ; une *…htalmie purulente* est alors à craindre, menaçant la vue … l'enfant ; le médecin doit être prévenu au plus vite.

Sa toilette faite, bien séché ensuite dans des linges doux … chauds, le petit enfant sera poudré au talc, au lycopode … à l'amidon, puis habillé.

La propreté de la tête doit être particulièrement entre…nue par des savonnages et des lotions, afin d'éviter la …rmation des crasses, respectées autrefois par un préjugé …upide comme nécessaires et qui, outre leur malpropreté, …itent la peau et nuisent à la pousse des cheveux ; au …soin, des onctions grasses, huiles ou pommades, déta…eraient facilement celles qui pourraient s'être formées.

En plus de cette toilette complète, faite chaque jour …ec le même soin, on lavera les parties du petit corps qui …ront été salies dans les langes, aussitôt qu'elles l'auront …é ; on les séchera bien et on les poudrera pour éviter …rritation et les rougeurs de la peau, et on changera …aque fois les vêtements salis ou mouillés.

Après son bain, quand il aura été bien séché, on pèsera … bébé ; s'il fait froid on peut le peser tout habillé ou enve…ppé au moins d'un lange de flanelle, en défalquant …nsuite le poids des vêtements. A défaut de la balance …éciale dite : pèse-bébé, dont un des côtés est un petit …rceau, il est facile d'organiser sur une balance ordinaire …n petit hamac d'étoffe, ou une corbeille longue, qu'on …sera sur les supports du plateau qu'ils remplaceront.

L'habillement du bébé diffère suivant les pays, mais, …uel qu'il soit, le pauvre petit est trop souvent mis à la torture dans un système très compliqué de maillots et de bandelettes serrées qui compriment et font gonfler ses membres, gênent sa respiration et ses mouvements, toutes choses absolument contraires à l'hygiène, et qui expliquent et excusent bien des cris et des scènes d'enfants réputés méchants!

Il faut au bébé des vêtements larges dans lesquels ses organes et ses membres se développeront à l'aise, et la mode anglaise est la mieux comprise sous ce rapport : tête nue dans l'appartement, trois brassières, l'une de toile, l'autre de flanelle, la troisième en piqué, s'ouvrant derrière, et qu'on passe d'avance l'une dans l'autre pour les enfiler rapidement d'une seule fois, une ceinture de flanelle, entourant le ventre sans le serrer, une couche pliée en fichu remontant entre les jambes et les enveloppant pour leur éviter le frottement; une culotte de flanelle, ramenée aussi entre les jambes et fermée par des boutons, recouvre la couche; entre les deux, un carré de tissu éponge. Le tout est maintenu à la ceinture par des épingles anglaises (épingles de nourrice, ou épingles de sûreté), mais jamais par une épingle ordinaire, dont la pointe découverte peut blesser l'enfant. Bas et chaussons de laine. Sur le tout une longue robe.

Si, cependant, victime de la routine et sous prétexte de chaleur, le pauvre bébé reste condamné au supplice du maillot, que ce maillot, très long et très large, lui laisse au moins le libre mouvement de ses jambes et de ses pieds; les petits animaux ont, autant que les petits enfants, besoin de chaleur et jamais les ailes de l'oiseau n'ont été emprisonnées, ni les pattes du chaton liées ensemble dans un étui.

Pour toutes les opérations de la toilette, il faut s'appliquer à manier le bébé sans lui faire de mal. Sa peau est fine; ses organes, très délicats, peuvent être froissés par la pression trop forte de doigts rudes ou maladroits; pour soulever le petit corps, une main doit soutenir les épaules et la nuque pendant que l'autre tient solidement, mais ujours doucement, les deux jambes pour ne pas laisser :happer le bébé s'il se débattait; pendant son bain, la main gauche, passée sous la nuque, maintiendra la tête ors de l'eau; pour le sortir de la baignoire, ne jamais le rer par les membres, mais le soulever toujours d'une nain sous les épaules, en soutenant la tête, et de l'autre ous les jambes.

Luxueux ou modeste, le berceau doit être sain avant out; pas de couchette en bois plein, mais un treillis de fer arni d'un filet assez profond pour que l'enfant ne puisse n tomber, et le bord garni d'un bourrelet de gros molleton our lui éviter le danger d'un coup possible en le levant t en le couchant. Pas de draperies épaisses mais seulenent des rideaux très légers qui, en tamisant la lumière, aisseront l'air se renouveler autour du bébé.

Au fond du berceau, une première paillasse en balle 'avoine, en varech ou en crin qu'on renouvellera souent; on aura deux autres paillasses plus légères qui seront tour de rôle séchées, assainies, aérées; entre les paillasses et le drap un feutre (en double aussi pour les mêmes aisons), un oreiller de crin, la plume est trop chaude pour a tête.

Le bébé, cependant, ne doit pas se refroidir pendant son ommeil; on le couche tout habillé; par les temps froids, une boule d'eau chaude, enveloppée de façon à ne pas le brûler, sera mise à ses pieds et renouvelée de temps en emps; les couvertures seront chaudes, mais légères pour ne pas le fatiguer de leur poids. Il est bon d'habituer l'enfant à s'endormir au bruit des conversations, des allées et venues dans la chambre; il dort beaucoup, dans les premiers temps surtout, et il ne faut jamais l'éveiller, surtout dans les tout premiers mois: plus tard, si l'on est obligé pour une raison quelconque d'interrompre son sommeil, il faut le faire avec précaution, lui parler et le toucher doucement, sans l'effrayer.

Le bébé doit être couché sur le côté, à droite ou à gauche, il est même préférable de ne pas le coucher toujours du même côté, mais jamais sur le dos, ce qui l'exposerait à être étouffé par les caillots de lait qu'il peut rejeter en dormant.

EXERCICES. — Résumer le chapitre : *Le froid*.

Quelle est la température moyenne du nouveau-né? Comment le baigner, l'habiller, le manier?

Comment doit être installé son berceau? Comment doit-il être couché? Son sommeil.

III

Le froid (*suite*).

Le nouveau-né bien constitué, sain et vigoureux, montrant dès les premiers jours une certaine résistance, est dans de bonnes conditions pour faire son chemin dans le monde, pourvu qu'on l'aide par des soins raisonnés et intelligents, au lieu de lui nuire par ignorance ou par incurie ; avec celui-là le rôle de la mère devient facile et la tâche joyeuse ; mais d'autres, hélas, sont moins favorisées.

De pauvres bébés naissent *débiles*, souffreteux, avec des organes incomplets, insuffisamment développés, une poitrine qui ne respire pas normalement, un estomac dont les sucs nécessaires à la digestion manquent encore ; si faibles, souvent, que l'effort de la succion leur est impossible ; quelle résistance espérer contre les ennemis du dehors de ce petit être qui, déjà, trouve à peine dans un organisme inachevé de quoi continuer à vivre? Et pendant des semaines, en effet, il sera à mi-chemin entre la vie et la mort ; c'est heure par heure qu'il faudra lutter pour l'empêcher de mourir, et on ne le sauvera que par des soins incessants, par une surveillance continuelle.

Mais il suffira à sa mère de savoir qu'elle peut le sauver pour s'attacher passionnément à la tâche, et son dévouement, tout au moins, ne manquera pas au pauvre petit déshérité.

Comment le nourrir, cependant, s'il n'a pas la force de

er, comment entretenir en lui la chaleur qui est pour de première nécessité.

Heureusement, auprès de son enfant malade, la mère, elle ssi, peut compter sur un dévouement, celui du médecin.

Dans ses doutes, aux heures d'inquiétude, c'est lui 'elle doit appeler, c'est son avis qu'elle doit suivre me, et surtout, s'il est en contradiction avec celui de entourage, parce qu'il est le seul dont la science et la ie expérience justifient l'autorité. La mère n'est que trop posée à la direction de ses voisines, ce sont, sans doute, xcellentes femmes mais, sûrement, malgré leurs airs racle, de mauvais docteurs, dont aucun diplôme n'auise les consultations; le pauvre bébé est trop souvent time de leur ignorance, et quand le médecin est appelé, elquefois trop tard, à corriger leurs bévues, elles sont venues irréparables!

C'est par de patientes observations, par des essais sans sse renouvelés que les médecins ont réussi à faire vivre nt de pauvres petits êtres dont on savait mal, autrefois, courir la faiblesse, et leur succès, indiscutable aujourhui, leur mérite bien la confiance des mères.

EXERCICES. — Qu'est-ce qu'un enfant débile? Expliquer urquoi il a particulièrement besoin de bons soins.

IV

Les couveuses.

Le poids moyen du nouveau-né bien constitué est de 250 grammes; l'enfant débile ne pèse que de 1 000 à 500 grammes, et, tant qu'il n'aura pas atteint son développement complet et le poids normal ou à peu près, on vra suppléer à tout ce qui lui manque par des moyens tificiels, lui doser, pour ainsi dire, la vie à la mesure de n faible organisme.

C'est pour lui, surtout, que la chaleur est la question la us importante.

Pour que la chaleur animale, c'est-à-dire la chaleur du corps, se produise régulièrement, il faut que deux fonctions s'y accomplissent régulièrement aussi : la respiration et la digestion. Les organes insuffisants de l'enfant débile remplissent mal ces fonctions ; il manquera donc de cette chaleur indispensable à sa vie, si on ne la lui fournit pas par tous les moyens possibles.

Le plus sûr c'est de l'abriter dans une « couveuse », où il trouvera dès sa naissance, et pour plusieurs semaines, la température qui lui est nécessaire, toujours également entretenue.

La couveuse est une boite de métal et de verre (le métal est d'une désinfection facile et la transparence du verre permet de surveiller continuellement le bébé ; l'intérieur est traversé d'une cloison horizontale garnie d'un matelas sur lequel sera couché l'enfant : sous la cloison sont des boules (ou un réservoir) d'eau chaude ; un courant est ménagé pour que l'air extérieur, entrant par une trappe toujours ouverte, et qui est disposée de façon à ne pouvoir jamais se fermer complètement, se chauffe au contact des boules, passe à l'étage où se trouve l'enfant, et sorte par une ouverture ; la vitre supérieure, mobile, permet de lever et de recoucher facilement le bébé.

La couveuse est chauffée à 25 degrés environ ; un thermomètre y est placé et il faut s'assurer de la température avant d'y coucher l'enfant (si elle est trop haute, on ouvre un instant la vitre) ; au bout d'une heure et demie ou deux heures, on renouvelle une des boules et dès lors, en remplissant d'eau bouillante, à tour de rôle, la bouteille la moins chaude, on entretiendra régulièrement la même température, tant que le petit locataire habitera sa couveuse.

L'entretien de ces couveuses, assez compliqué et coûteux jusqu'ici, est très réduit maintenant par le chauffage à l'acétate de soude : le thermo-siphon, si heureusement employé par le docteur Mercier, supprime aussi les manipulations nécessitées par le changement de l'eau, et réalise nsi une très grande économie. Le principal mérite de tte application, c'est sa simplicité qui permet d'en charger premier serrurier venu.

On ne sort l'enfant de sa couveuse que pour le nourrir, baigner et le peser, et en prenant les plus grandes prééutions pour lui éviter un refroidissement.

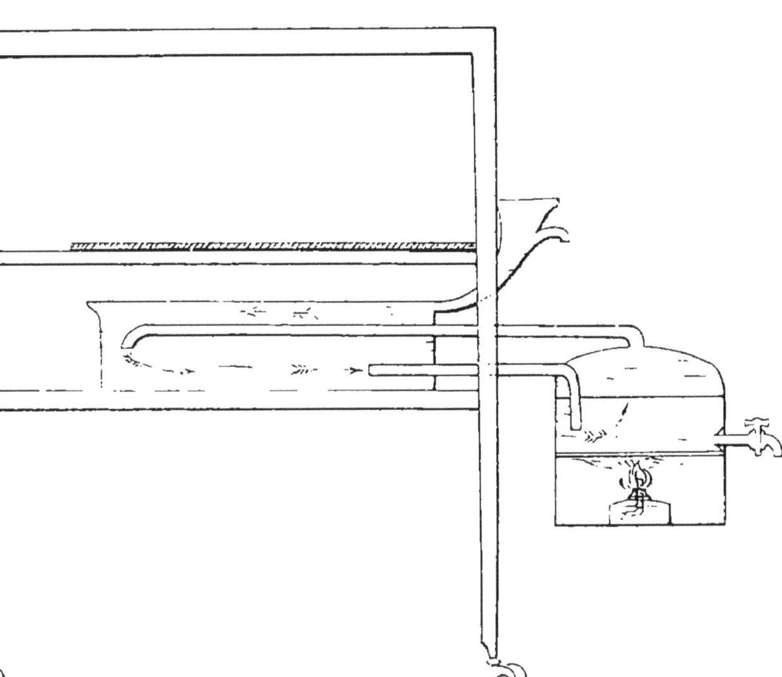

Couveuse chauffée au thermo-siphon du docteur R. Mercier.

La partie supérieure est destinée à recevoir le bébé. A droite, en dehors e la caisse, se trouve le thermo-siphon destiné à entretenir une chaleur onstante.

Dans sa maison bien chauffée, il doit être peu couvert et arder la liberté de ses mouvements : pas de maillot, mais eulement de l'ouate, une chemise, une brassière et une ulotte de laine.

Sa faiblesse, le développement encore imparfait et, par uite, le fonctionnement défectueux de ses organes respiatoires, exposent l'enfant débile à des accès de cyanose eu asphyxie; c'est ce qui exige autour de lui une surveillance si rigoureuse.

Dès les premiers symptômes, quand on voit le pauvre petit bleuir et perdre connaissance, il faut le porter près du feu, s'il fait froid, et s'efforcer de rétablir en lui la respiration et la circulation : après l'avoir déshabillé, et aussi rapidement que possible pour qu'il ne se refroidisse pas, le frictionner et le masser (avec précaution de peur de le blesser) de la paume de la main enduite d'huile chaude, d'eau de Cologne ou d'alcool; pressions régulières sur la poitrine, mouvement des articulations; au besoin bain chaud, insufflations d'air dans la bouche; avec le petit doigt, enlever les mucosités qui peuvent s'y trouver.

Dès que l'enfant est revenu à lui, il faut le remettre dans sa couveuse où on le couche sur le côté comme dans un berceau.

A mesure que l'enfant se nourrit, se fortifie, qu'on le voit, de plus en plus vigoureux, crier et s'agiter dans sa couveuse, on en diminue progressivement la température à 24, 23, 22 degrés, dans une pièce régulièrement chauffée et, enfin, quand il aura gagné un poids de 2 300 grammes environ, le petit prisonnier sera mis en liberté; mieux armé, maintenant, pour la bataille, avec de bons soins encore il deviendra vite l'égal de ses camarades plus robustes et saura se faire, comme eux, sa place au soleil.

S'il était malheureusement impossible de procurer au pauvre petit débile, aussitôt sa naissance, la couveuse qui pourrait assurer sa vie, on aurait soin de l'entourer dans son berceau de boules d'eau chaude, enveloppées de façon à ne pas le brûler et lui gardant une température égale: mais, avec des explications, un menuisier peut fabriquer en très peu de temps une couveuse en bois qui, même primitive, réussira encore mieux que tout à sauver l'enfant.

EXERCICES. — Quel est le poids moyen d'un nouveau-né bien constitué? Celui d'un enfant débile? Pourquoi la chaleur est-elle particulièrement nécessaire à l'enfant débile? Décrire une couveuse. Quelle température doit-elle avoir? Comment le bébé oit-il y être couché, vêtu? Pourquoi la surveillance doit-elle tre constante auprès du bébé dans la couveuse? Quels soins oit-on lui donner s'il y a de la cyanose? Quelles précautions prendre pour le sortir de la couveuse? Comment suppléer u manque de couveuse?

V

Les promenades. — Le vaccin.

C'est quand on changera le nouveau-né d'appartement, u'on le passera d'une pièce chaude dans une autre moins hauffée, c'est surtout quand il faudra le sortir dans la mauaise saison qu'on redoublera de précautions contre les hangements de température, contre le froid et l'humidité.

L'enfant a besoin d'air et ne doit pas être tenu enfermé: cependant, même dans la belle saison on ne le sortira pas, ans nécessité, avant huit ou dix jours; en hiver on ttendra près d'un mois et on aura soin de le sortir à l'heure a moins froide de la journée.

Il sera alors chaudement vêtu et porté dans les bras de a mère ou de sa nourrice dont la propre chaleur le réchauffera; elle le tiendra de façon à ce qu'il ne soit pas fatigué ar le poids de son vêtement, s'il a une lourde pelisse, ou ar la façon dont il est porté; son corps doit être bien souenu et à l'aise, en évitant aux petits membres une fausse osition, et sans être comprimé contre la personne qui le orte; pour éviter une déviation possible de la colonne ertébrale, on ne le tiendra pas toujours du même côté.

Un enfant de six mois peut être promené dans une petite oiture, à condition qu'il n'y ait pas froid et qu'on lui nette une bonne couverture et une boule d'eau chaude ux pieds, et que la voiture, douce et bien suspendue, ne ui donne pas de chocs trop rudes.

Il sera prudent de vacciner le bébé avant de l'exposer ux contacts du dehors, et par conséquent aux dangers des pidémies et de la contagion.

Parmi les maladies épidémiques et contagieuses, la petite

vérole est une des plus graves; le vaccin en préservera le bébé.

La loi du 15 février 1902 rend, d'ailleurs, obligatoire « la vaccination antivariolique au cours de la première année de la vie, ainsi que la revaccination au cours de la 11e et de la 21e année ».

Le vaccin ne préserve de la petite vérole que pour un temps, ce qui explique cette revaccination obligatoire; pour la même raison, en dehors des périodes prescrites par la loi, il faut, en temps d'épidémie, faire revacciner enfants et parents.

Il est à peine nécessaire d'expliquer aujourd'hui ce qu'est le vaccin : La vache est sujette à une sorte de petite vérole bénigne qui se manifeste par une éruption de boutons au pis (cow-pox). C'est le virus inoffensif de ce bouton qui, inoculé à l'homme, le défend contre la maladie.

Ce premier essai de vaccination est dû aux observations du médecin anglais Jenner (au XVIIIe siècle).

Autrefois on vaccinait *de bras à bras*, c'est-à-dire en prenant le virus au bouton d'un enfant nouvellement vacciné; cette méthode doit être abandonnée; il est beaucoup plus sûr, en effet, pour éviter le danger d'une contagion quelconque, de prendre le vaccin directement au pis de la vache.

Un service de vaccination gratuite est organisé pour toute la France, et les Instituts de vaccine fournissent du bon vaccin animal en tubes; c'est le seul qu'on doive employer, et c'est au médecin, et non à la première commère venue, qu'il faut confier la vaccination du bébé, pour que l'opération soit faite avec tous les soins voulus de désinfection.

Pendant cette épreuve du vaccin, il est plus prudent de ne pas continuer les bains de l'enfant, si l'on n'emploie pas une eau très soigneusement bouillie ou filtrée; vers le troisième ou quatrième jour, s'il a de la fièvre, ce qui est assez souvent le cas, on ne le sortira pas; enfin, si les boutons présentaient une très grande inflammation, il faudrait les faire voir à un médecin.

EXERCICES. — En quelles circonstances faut-il redoubler de écautions contre le froid? A quelle époque peut-on commen- r à promener un bébé? Comment le porter? A quelles con- tions peut-on le promener dans une petite voiture? Pour- oi est-on obligé par la loi à faire vacciner les petits enfants? urquoi la revaccination est-elle nécessaire? Qu'est-ce que le ccin ou cow-pox? Quel est le seul vaccin qu'on doive em- oyer? Comment peut-on se le procurer? Quelles sont les écautions à prendre pour un enfant nouvellement vacciné?

VI

L'alimentation. — Le lait maternel.

Le lait est la seule nourriture qui convienne au bébé; est la seule qu'on doive lui donner pendant les premiers ois de sa vie, parce que c'est la seule que son estomac t capable de digérer.

C'est par la digestion que le corps prend dans les aliments s matériaux nécessaires à son entretien, qu'il se les assi- ile, c'est-à-dire les change en chair, en sang, en os, en ut ce qui forme, enfin, sa propre substance.

Le lait étant un aliment complet, c'est-à-dire contenant us les matériaux nécessaires au corps, suffit à tous les esoins de l'enfant, à son alimentation, à son développe- ent, à la formation de tous ses tissus, même le tissu sseux, et c'est une erreur qui lui est funeste de croire u'une autre nourriture, soi-disant plus substantielle, uisse lui être donnée; la seule nourriture substantielle our lui, c'est justement le lait, puisque c'est la seule que la iblesse de son appareil digestif lui permette de s'assimiler.

Ce n'est qu'à la fin de sa première année, quand les ents lui sont venues, quand son estomac, moins délicat, écrète en quantité suffisante les sucs nécessaires à la diges- on des aliments, qu'on peut changer, et encore doit-on le aire progressivement, le régime du bébé.

Le lait de sa mère est par excellence l'aliment du nou- eau-né, celui qu'on voudrait pouvoir lui donner à l'exclu- ion de tout autre, que la mère *doit* lui donner quand il n'y a pas pour elle impossibilité absolue de le faire : raisons de santé, dont le médecin doit être juge, et raisons de métier, si la mère n'est pas indépendante, et ces cas-là deviendront, heureusement, de plus en plus rares quand les mesures de protection en faveur des mères et des nourrissons, déjà prises aujourd'hui, se seront encore étendues; mais toute mère qui le peut voudra nourrir, quand elle comprendra mieux que la vie et la santé de son enfant dépendent presque complètement de son alimentation pendant la première année; et elle le fera avec courage, malgré l'esclavage et le souci de l'allaitement, de tout son cœur, et avec fierté aussi, quand elle saura bien que, nourrir son enfant de son lait, c'est le préserver, au prix de ses fatigues et de sa propre peine, de presque toutes les maladies qui peuvent le lui enlever, de toutes les souffrances, de toutes les misères qu'endurent jusqu'à ce qu'ils en meurent, hélas ! tant de pauvres petits privés de cette sauvegarde.

EXERCICES. — Pourquoi le lait est-il le seul aliment qui convienne au bébé? Pourquoi la mère doit-elle se faire un devoir de nourrir son enfant quand elle le peut?

VII

Les tétées. — La pesée.

Le lait est sécrété par les glandes mammaires, et le bébé ne peut prendre son premier repas que lorsque cette sécrétion est bien établie; c'est ce qu'on appelle la montée de lait; mais il tette peu le jour de sa naissance; quand sa toilette est faite et qu'il est bien couvert dans son berceau, il peut attendre plusieurs heures sans rien exiger, même il faut éviter autant que possible de lui donner autre chose que le lait de sa maman : surtout ne jamais lui ingurgiter, sous prétexte de le calmer, ni eau sucrée à la fleur d'oranger, ni sirop de chicorée, aucune de ces drogues qui sont un acheminement vers les maladies d'estomac et d'instin, les pires ennemis du nourrisson; à peine doit-on i accorder, s'il crie beaucoup et se montre très affamé, uelques cuillerées tièdes de lait de vache, bouilli et coupé 'un peu d'eau sucrée, bouillie aussi.

Dès la première tétée, les repas du bébé seront réglés vec la plus sévère exactitude; il ne tettera que toutes les eux heures, et seulement deux fois pendant la nuit, s'il éveille, car on ne le réveillera pas pour le faire téter.

Aussitôt la tétée finie, l'enfant sera remis dans son berau; pour sa sécurité il doit coucher seul; l'affreux alheur d'étouffer leur bébé en dormant est arrivé à des ères qui l'avaient gardé auprès d'elles dans leur lit.

Le repas ne se prolongera pas plus de 12 à 15 minutes , si le lait est abondant, le bébé ne prendra qu'un côté. partir de six mois, il ne tettera plus que toutes les trois eures, et plus du tout la nuit s'il ne s'éveille pas.

Le nouveau-né doit être pesé régulièrement; parfois vant et après chaque tétée, si son alimentation laisse à ésirer et doit être bien surveillée.

La mère, cependant, entendra peut-être critiquer autour 'elle l'usage des pesées, décrétées inutiles par des gens ui n'en comprennent pas le véritable but. Qu'elle ne enne pas compte de ces critiques; tous les médecins qui 'occupent des bébés les pèsent régulièrement; ils n'y perraient pas un temps précieux s'ils n'avaient pas acquis, ar l'expérience, la certitude que la balance est le guide le lus sûr dans l'alimentation du petit enfant; c'est, en effet, seul moyen de se rendre compte de la quantité de lait u'absorbe le nourrisson, qu'il en prend assez, ou trop, ou op peu, trois degrés d'importance égale et capitale, car n peut dire que la santé de l'enfant y tient tout entière.

Pendant les deux ou trois premiers jours le bébé perd u poids, et la raison en est toute naturelle, c'est que le eu de nourriture qu'il prend, et qu'il s'assimile mal ncore, n'est pas en rapport avec les sécrétions et les excréons de son corps qui s'établissent aussitôt sa naissance. Cette perte de poids est variable, la moyenne est de

150 à 200 grammes ; mais, à mesure qu'il s'allaite mieux, il s'accroît et, vers le septième jour, il a repris son poids de naissance ; le dixième jour, il pèse à peu près 100 grammes de plus que le premier, et s'il est bien portant, si son estomac digère ce qu'il absorbe et s'il a une nourriture suffisante, il s'accroîtra ensuite régulièrement.

La moyenne de la croissance quotidienne pendant les deux premiers mois est de . . . 25 à 30 grammes.

Pendant le troisième et le quatrième, de. . . . . 20 à 25 —

Pendant le cinquième et le sixième, de . . . . 15 à 20 —

Pendant le septième et le huitième, de . . . . 10 à 15 —

Pendant les quatre derniers mois de l'année, de. . . . . 5 à 10 — seulement.

Le poids de l'enfant doit être enregistré toutes les semaines ; il sera facile, au moyen d'un graphique de suivre, en regard de la courbe normale, sa courbe d'accroissement ; si elle devient irrégulière, si le poids cesse d'augmenter, ou s'il augmente ou diminue d'une façon anormale, il faut s'en inquiéter et avertir le médecin.

Quelquefois le bébé tette bien et digère le lait qu'il absorbe, ce qui est facile à vérifier par l'examen des garde-robes (elles doivent être jaunes et de consistance ni trop épaisse ni trop liquide), et cependant il maigrit ; c'est qu'alors le lait de la mère est peut-être insuffisant et qu'on sera forcé de l'aider.

Elle peut, au contraire, avoir trop de lait ; le bébé boit de façon immodérée et augmente tous les jours dans de très fortes proportions : 60, 70 et 80 grammes ; au lieu de s'en réjouir, la mère doit s'en inquiéter autant, et plus peut-être que d'un amaigrissement ; si le médecin n'est pas appelé pour régler l'appétit du petit gourmand, le gros poupon sera bientôt un malade ! L'estomac et l'intestin surchargés, et vite surmenés, ne suffiront plus à la besoe, les coliques, les vomissements, les garde-robes vertes grumeleuses apparaîtront, symptômes de la terrible *gas--entérite* (inflammation de la muqueuse de l'estomac et l'intestin) qui tue, à elle seule, plus de nouveau-nés *mal gnés* que toutes les autres maladies.

D'ailleurs, et il faut bien que la mère en soit avertie, esque toujours, quand son enfant a une maladie d'esto-ac et d'intestin, c'est *par sa faute!* C'est parce qu'elle ntête dans des idées fausses et désobéit au médecin; e croit que plus elle nourrit son bébé, plus elle le rend goureux; si elle le nourrit trop, elle fait tout le contraire; stomac fatigué ne peut bientôt plus rien digérer, l'enfant uffre, tombe malade et dépérit. Si le médecin défend à la ère de le faire téter trop souvent, de lui donner, surtout, tre chose que du lait, c'est parce qu'il sait mieux qu'elle que l'estomac d'un enfant peut supporter sans fatigue et gérer avec profit. Les cris du bébé ne prouvent pas tou-urs qu'il ait faim : ils ont souvent une autre cause; l'en-nt peut souffrir, il peut avoir besoin d'être changé, quel-e chose, dans ses vêtements, le gêne ou le blesse peut-re, il faut s'en assurer. Mais si le médecin juge qu'il a une urriture suffisante et qu'il tette bien, la mère doit avoir courage et la patience de laisser crier son patient jus-'à l'heure fixée, et régler ses repas de façon à ne jamais nner à l'estomac une nouvelle charge avant que la di-stion de la dernière tétée soit complètement faite.

Souvent aussi la mère, si elle ne se renseignait très entivement par la pesée, ne s'apercevrait pas que son bé, au contraire, dépérit parce qu'il ne s'alimente, celui-pas assez. Il semble téter, il suce, mais n'avale rien, it qu'il ne trouve pas de lait, soit que le lait lui arrive fficilement : bientôt affaibli il n'essaye même plus de téter toutes ses fonctions se ralentissent; il dort beaucoup et crie pas, mais, il serait dangereux de s'y tromper, ce est pas un enfant sage, c'est un enfant qui se meurt ! Si l'abandonnait à lui-même, il deviendrait si faible qu'il ıdrait le mettre dans une couveuse et le soigner comme un enfant débile, jusqu'à ce qu'il soit redevenu assez fort pour téter.

L'enfant peut avoir aussi un défaut de conformation de la bouche, ou bien du muguet, du rhume, toutes choses qui l'empêchent de téter.

Le lait de la mère, pour une raison quelconque, peut devenir moins bon, ou moins abondant, ou bien, s'il en prend la quantité normale, le bébé n'augmente pas, parce qu'il ne se l'assimile pas bien.

Certes, la mère ne saurait découvrir la cause de tous ces accidents et y remédier; mais elle doit, au moins, pour les prévoir, connaître les risques que son ignorance, quelquefois sa négligence, peuvent faire courir à son nourrisson, et la balance, en lui donnant l'alarme, lui permet d'appeler le médecin avant qu'il soit trop tard pour sauver son enfant.

En résumé, les bébés ne doivent téter que huit ou dix fois dans les 24 heures et téter de 12 à 15 minutes au plus.

En général, ils ne prennent rien le premier jour ou moins de 30 grammes de lait; en moyenne, le second jour, un peu plus de 150 grammes; le troisième jour, 400 grammes; le quatrième et le cinquième, 550 grammes; puis, lorsqu'ils sont particulièrement développés et que le lait leur arrive facilement, près de 600 grammes.

Mais ces quantités ne peuvent, naturellement, pas être données comme une règle fixe; la qualité du lait, l'état de l'appareil digestif de l'enfant, des accidents, des troubles passagers peuvent les faire varier plus ou moins.

Cependant le bébé bien portant doit s'accroître régulièrement; s'il pèse 3 250 grammes à sa naissance, il pèsera 9 kilogrammes à la fin de sa première année avec un accroissement normal.

EXERCICES. — Comment doit-on régler l'alimentation du bébé? La durée des tétées? Expliquer l'importance des pesées. Quand et comment doit-on peser le bébé? Dire la moyenne d'accroissement du bébé pendant sa première année. Expliquer l'usage du graphique et son utilité. Qu'est-ce que la gastro-entérite? Dire le danger de faire téter trop souvent le bébé;

ne pas surveiller sa croissance régulièrement. Dire la oyenne de ce qu'un bébé peut (selon son âge) absorber de t. Pour quelles causes son alimentation ne peut-elle être glée d'une façon invariable ?

VIII

L'allaitement maternel.

Le lait se compose de beurre, c'est la partie la plus nour-sante, de lactose ou sucre de lait, de caséine, qui le fait iller et donne le fromage, d'eau, et de différents gaz et sels.

Cette composition n'est pas invariable, bien des causes ennent l'altérer : le lait peut être trop riche en matières tritives et devenir difficile à digérer ; si le bébé pâlit en ant, s'il est, ensuite, pris de syncope, de mouvements nvulsifs, c'est qu'il digère mal, le cas est à surveiller ; il ut, au contraire, s'appauvrir et devenir insuffisant, le bé alors se montre affamé ; s'il maigrit, c'est qu'il n'est us assez nourri.

La qualité du lait est donc une question aussi impor-nte que sa quantité.

Une maladie, même peu grave, et passagère, les chagrins, s émotions, les excitations nerveuses troublent le lait.

Dans l'intérêt de son enfant, la mère qui nourrit doit server une bonne hygiène ; mener, quand elle le peut, ne vie calme, sans fatigue, prendre de l'exercice pourtant, ais un exercice modéré. S'il est inutile de changer la urriture à laquelle elle est habituée, elle doit, au moins, iter les écarts de régime, s'abstenir de sauces épicées, aliments indigestes, des crudités, ail, ognon, etc., qui nnent au lait un goût désagréable. Elle peut manger des upes, du pain, des légumes en abondance ; les farineux, mmes de terre, haricots, lentilles, lui sont bons ; mais liment qui lui donne le meilleur lait est celui qu'elle gère le mieux ; c'est la seule règle fixe.

Sans doute la nourrice doit avoir, autant que possible, ne alimentation substantielle, mais sans abuser de la viande; l'excès de viande rend le lait trop riche en beurre et en sucre, et expose l'enfant aux indigestions, aux inflammations d'intestin, et aux maladies de la peau.

Cependant l'excès le plus nuisible à l'enfant, celui qui le condamne aux maladies les plus graves et le plus souvent à la mort, c'est l'abus de l'alcool. Une nourrice ne doit jamais, sous prétexte de se donner des forces, boire du vin pur ou des liqueurs; il lui faut, au contraire, des boissons légères, de la bière non alcoolisée si elle veut, ou du vin très coupé d'eau.

L'abus de l'alcool est une des grandes causes de mortalité chez l'homme; si la plupart des maladies du système nerveux, la tuberculose et tant d'autres, lui sont dues, si les plus fortes constitutions ne peuvent résister à son action, comment le faible organisme d'un petit enfant le supporterait-il?

Non seulement son estomac ne tolère pas un lait altéré par l'alcool et qui lui devient un poison, mais son système nerveux est atteint; en outre des vomissements, des coliques, des diarrhées dont souffrent ces pauvres petites victimes, le nourrisson d'une femme alcoolique est presque sûrement condamné à des convulsions qui, lorsqu'elles ne le tuent pas, le laissent infirme et misérable.

Ces précautions d'hygiène demandées à la mère ne sont pas bien pénibles à observer et quand, au prix de quelques privations peut-être, de quelques mois de fatigues, elle voit entre ses bras un beau nourrisson frais et potelé, heureux d'être au monde, et jouissant du bien-être qu'il lui doit, la récompense dépasse, certes, la peine.

En la remplissant bien, elle s'est, d'ailleurs, facilité elle-même la tâche, puisqu'à mesure que la santé de son enfant s'affermissait par ses bons soins, il devenait plus facile à élever.

EXERCICES. — Dire la composition du lait. Ce qui peut l'altérer. L'hygiène de la nourrice. Dire comment l'abus de la viande chez la nourrice devient mauvais pour le nourrisson. Quel est, pour lui, l'excès le plus dangereux, et pourquoi?

IX

L'alimentation de l'enfant débile.

C'est avec l'enfant débile, élevé dans une couveuse et que sa fragilité met dans des conditions spéciales, que l'alimentation devient un problème particulièrement compliqué.

Si l'enfant n'est pas assez nourri, l'inanition fait craindre des accès de cyanose qui le mettent en danger de mort; si son estomac ne supporte pas la nourriture qu'il reçoit, il aura des vomissements, des diarrhées... Les deux écueils sont à éviter, et ce n'est que par des tâtonnements, par des essais très prudents qu'on y arrivera.

Souvent le pauvre petit n'est pas assez fort pour téter, et il lui faut, pourtant, le lait de sa mère; elle en pressera donc dans une petite cuiller ou dans un verre pour le lui faire avaler ensuite, en lui supprimant l'effort de la succion.

Avec ce petit malade le long intervalle sera moins rigoureusement observé qu'avec le bébé dont l'estomac fonctionne de façon normale; les vomissements sont toujours à redouter, on donnera donc le lait en petite quantité et plus souvent, toutes les heures et demie, toutes les heures même, s'il le faut.

Quelquefois le bébé ne peut ni téter, ni avaler, il bave ou rejette tout le lait qu'on essaye de lui donner; cependant, il ne faut pas désespérer encore de l'élever; comme dernière ressource, on peut tenter le gavage; mais, ici, c'est le médecin qui doit intervenir : au moyen d'une sonde, il saura faire pénétrer le lait jusqu'à l'estomac.

Il est très difficile de régler la quantité de lait que peut absorber un enfant débile; cette quantité varie selon l'état de développement de l'appareil digestif, et la qualité du lait : un lait trop riche en beurre sera difficilement supporté et donnera des troubles digestifs, on peut être obligé de le couper, ou d'en faire boire moins souvent. A partir du dixième jour, cependant, on peut se baser sur le poids de l'enfant et, si son estomac le tolère, lui donner une quantité de lait dépassant un peu le cinquième de son poids : par exemple, à un bébé de 2 kilogrammes, on peut donner 400 grammes de lait, et s'il les digère bien, 20, 30 ou 40 grammes de plus; à un enfant de 2 500 grammes, on donnera 500 grammes.

Si un bébé dont l'estomac fonctionne très bien et dont les garde-robes sont jaunes ne s'accroît pas, on peut augmenter la ration, mais toujours avec prudence, sans se laisser entraîner, par le désir de voir le nourrisson s'accroître, à un excès d'alimentation qui, en amenant des troubles digestifs, le retarderait, au contraire, puisqu'il faudrait ensuite le mettre à une petite diète.

L'enfant débile tétant très peu, dans les commencements surtout, la mère peut craindre de perdre son lait : elle pourrait alors allaiter, en même temps que son bébé, un autre enfant, jusqu'à ce que le sien tette plus, ou prendre une nourrice dont elle allaiterait l'enfant, tandis que la nourrice allaiterait le bébé débile.

Dans les deux cas, on ferait toujours téter d'abord l'enfant débile, le lait du commencement de la tétée étant le moins chargé en beurre, et par conséquent le plus léger.

EXERCICES. — Expliquer la difficulté d'alimenter un enfant débile. Comment le nourrir et comment régler sa nourriture ? Par quel moyen la mère peut-elle conserver son lait si le bébé ne tette pas assez ?

X

L'allaitement artificiel. — L'allaitement mixte.

La nourriture exclusivement réduite au lait maternel, pendant les premiers mois, suppose une bonne nourrice, mais ce n'est pas toujours le cas ; trop souvent la nourrice a besoin d'être aidée, et même, ce qui est encore plus déplorable, remplacée. C'est alors que se montrent les vraies difficultés de l'élevage, et que les pauvres bébés ont à s'accommoder tant bien que mal, et c'est presque toujours, hélas! beauoup plus mal que bien, d'un régime forcément mauvais t dont on ne peut que pallier, à force de précautions, les ombreux dangers : c'est l'allaitement mixte et l'allaitenent artificiel.

Dans l'allaitement mixte, l'enfant n'est pas absolument rivé du lait de sa mère ; si elle est forcée de le quitter tous es jours, assez longtemps pour lui faire manquer plusieurs étées ou, si son lait venant à diminuer, elle voit son nourisson dépérir, elle est bien obligée de s'aider d'un autre ait ; mais si peu qu'elle puisse lui donner du sien, qu'elle e lui garde précieusement, qu'elle lui en donne encore le lus qu'elle pourra, car, pour son enfant, aucun lait ne le 'audra, et si une maladie survient, si son estomac se atigue, si sa dentition est difficile, c'est le lait de sa mère qui l'aidera à passer la crise et qui le sauvera ; et celles des nères qui, incapables de nourrir leur enfant, doivent se ésigner à courir les risques de l'allaitement artificiel, peu'ent lui envier encore ce recours contre le mal.

Car dans l'allaitement artificiel, c'est-à-dire par le bibe-on, avec un lait autre que celui de la mère, la santé de 'enfant est perpétuellement en jeu, chaque biberon est un langer, et ce n'est qu'à force de précautions qui paraîraient exagérées s'il n'était prouvé qu'elles sont essenielles, qu'on parvient à assurer la vie du nourrisson penlant cette période difficile.

Si défectueux qu'il soit, cependant, il faut bien en arri-'er à ce moyen d'élevage, quand l'allaitement maternel ait défaut, mais encore doit-on ne négliger aucun de ces oins qui permettent au moins de tirer le meilleur parti ossible d'un système mauvais en lui-même.

On a essayé dans l'allaitement artificiel le lait de vache, le chèvre et d'ânesse.

Le lait de chèvre peut donner de très bons résultats ; des nfants ont été élevés en tétant la chèvre elle-même ; mais e système, qui a des avantages, n'est possible qu'à la ampagne et, d'ailleurs, le lait de chèvre, très chargé de 'aséine, est indigeste.

Les nouveau-nés digèrent bien le lait d'ânesse, celui dont la composition se rapproche le plus du lait maternel, mais il s'altère très vite, il faut en faire la traite matin et soir; de plus, il devient vite insuffisant, parce qu'il contient peu de beurre.

C'est le lait de vache qui donne les meilleurs résultats et qu'on emploie le plus généralement. Mais, et c'est déjà une première difficulté, il faudrait avoir de bon lait, provenant de vaches saines et bien portantes.

Tout le monde sait aujourd'hui que la plupart des maladies sont dues à la présence de certains *microbes*, des êtres si petits qu'on ne les voit qu'à l'aide du microscope, mais dont l'importance est si grande que des savants passent leur vie à les étudier, pour combattre ceux qui nous sont nuisibles. Un des premiers parmi ces savants a été Pasteur, dont tout le monde aussi connaît le nom, et à qui, sans le savoir, bien des bébés innocents, exposés à ces petites bêtes-féroces, doivent leur salut.

Les microbes sont partout, en nous et autour de nous: dans l'air que nous respirons, dans les poussières qu'il transporte, chez le malade que nous visitons, et le convalescent qui nous approche; l'eau que nous buvons, les aliments qui sont notre nourriture de tous les jours en contiennent. C'est par les microbes que se font toutes les fermentations, que les matières animales et végétales se corrompent et se décomposent, que les épidémies se propagent par la contagion; car certains microbes habitent le corps humain et le corps des animaux et, portant là aussi leur œuvre de corruption, de décomposition, y fabriquent des poisons dangereux qui attaquent l'organisme.

Dans un corps sain et robuste, l'organisme trouve en lui-même des éléments de défense pour détruire microbes et poisons, mais s'il est appauvri par une cause quelconque, par un mauvais état de santé, une hygiène défectueuse, par l'alcoolisme, etc., sa force de résistance étant diminuée, la lutte devient inégale; sur ce terrain mal défendu, et d'autant mieux préparé pour eux, les microbes répandent urs poisons sans obstacle, et alors éclate la maladie *infec-euse*, c'est-à-dire produite par l'infection de ces poisons, aladie dont les germes, portés dans de nouveaux orga-ismes, les infecteraient à leur tour, s'ils n'étaient mis à abri de la contagion et défendus contre eux avec énergie.

Voilà dans quelle bataille est jeté le bébé entrant dans monde; son organisme, dont les fonctions sont à peine ncore établies, va avoir à soutenir cette lutte effrayante, ien heureux si les fautes de ceux qui le soignent n'en font as d'avance un vaincu.

Pour l'enfant élevé par sa mère et nourri de son lait, la esogne est à moitié faite et la victoire presque assurée; il oit à sa source même, et à la température voulue, ce lait ui, étant fait expressément pour lui, est celui qui lui con-ient le mieux; un lait qui est à l'abri des microbes du ehors, puisque personne ne l'a touché, et de la fermenta-on, puisqu'il n'a pas été transporté et exposé à l'air; ce ébé-là est un heureux. Il ne connaîtra pas les plus dures preuves de la première enfance et, plus tard, il ne saura montrer trop reconnaissant à la mère qui les lui aura pargnées.

EXERCICES. — Quels laits peut-on employer dans l'allaite-ent artificiel? Quel est celui qui donne les meilleurs résul-ts? Qu'est-ce que les microbes? Expliquer la lutte de l'or-anisme contre leur action? Comment l'allaitement maternel n défend-il le bébé?

XI

Les dangers du biberon. — Stérilisation. Œuvres pour la protection du bébé.

Pour les pauvres petits êtres élevés au biberon, la be-ogne est si dure au contraire que presque tous, autrefois, mouraient à la peine; ceux qui sont sauvés aujourd'hui... t ce peut être, heureusement, le plus grand nombre quand s tombent en bonnes mains... ne le sont que si leur mère u les personnes chargées de les soigner savent profiter es découvertes nouvelles et des travaux qui ont permis de les protéger contre les risques d'infection. On le peut presque sûrement, si on observe sans relâche les précautions minutieuses qu'exige l'allaitement artificiel; aussi, lorsque par entêtement ou par insouciance la mère néglige ces précautions, elle est, non moins sûrement, coupable de la mort de son enfant, s'il succombe à une maladie dont elle aurait pu le garantir par de meilleurs soins.

Le lait de vache est trait par des mains qui, même lorsqu'elles sont propres, ce qui n'arrive pas toujours, ne le sont jamais que relativement, puisque l'eau qui les a lavées peut être infectée de microbes; cette même eau a lavé les seaux dans lesquels le lait a été recueilli, les bidons qui vont le transporter; sans parler des maladies qui peuvent régner dans la ferme et dans le voisinage de l'étable, le lait a donc couru, déjà, avant d'en être emporté, de grandes chances d'infection, avant celles qu'il trouvera dans les villes.

Là, au bénéfice du laitier ou de ses employés, il sera coupé d'une eau plus malsaine encore que celle de la ferme, et on lui fera subir toutes sortes de falsifications; il sera vendu plus ou moins frais, c'est-à-dire ayant peut-être un commencement de fermentation, et c'est alors que les microbes auront beau jeu!

Avant que ce lait, si dangereusement contaminé, arrive au nourrisson, il aura passé par d'autres vases qui bien que soigneusement lavés peut-être par la mère ne seront encore pas propres, au point de vue de la sécurité, si l'eau dont on s'est servi était comme les autres, ce qui est presque toujours le cas, plus ou moins infectée.

Pour finir, et cette dernière étape est la pire de toutes, le lait passe par le biberon, l'affreux biberon où la plus petite goutte de lait oubliée par négligence (dans le biberon à tube surtout) devient, en caillant, un vrai repaire de microbes, le cruel biberon, cette duperie du pauvre innocent, dont la faim cherche le lait pur de sa maman, et qui trouve à la place une fiole de poison!

En effet, presque tous les enfants emportés dans leur première année par des maladies de l'appareil digestif sont es victimes de l'allaitement artificiel : la preuve en a été acile à faire par les médecins ; mais les travaux de Pasteur t de ses élèves, en leur en découvrant la cause, les a heu-eusement aidés à la détruire.

Le lait est très difficile à conserver : il s'altère vite et aille, par la chaleur surtout ; si, même très frais, il peut ontenir déjà les microbes dus à une maladie de la vache nême qui l'a fourni, et ceux que les hasards de la traite t du transport lui ont apportés, que sera le lait qui a subi n commencement d'altération ? D'heure en heure, à mesure u'il aigrit davantage, on peut y voir plus de microbes et, armi les pires, ceux qui feront justement le plus de mal u bébé, les microbes du choléra infantile et des diarrhées nfectieuses. Voilà où est le grand danger de l'allaite-ent artificiel, ce qui le rend si difficile et si compliqué, vec des résultats si rarement heureux, parce qu'on ne eut pas toujours s'astreindre aux soins qu'il exige.

Pourtant le lait doit rester la nourriture du bébé, puisqu'il e peut en supporter une autre ; aussi le grand souci de la ère ou de ceux qui la remplacent sera-t-il de conserver sans u'il s'altère le lait qu'il boira, et d'y détruire les germes ui l'empoisonnent, c'est ce qu'on appelle le *stériliser*.

La stérilisation ou *pasteurisation* du lait est une question i importante qu'on a cherché et perfectionné de plus en lus les moyens de la rendre complète ; plusieurs systèmes nt été inventés pour la stérilisation de grandes quantités de ait, et différents procédés sont employés dans l'industrie.

Bien des œuvres, aussi, ont été fondées pour la protection u bébé : la plus parfaite de toutes, celle qu'on voudrait oir se répandre partout où l'industrie occupe des femmes, 'est la *Crèche d'usine*, qui permet à l'ouvrière forcée de availler à l'atelier d'allaiter cependant son nourrisson.

Dans l'usine même quand c'est possible ou, tout au oins, à proximité des ateliers, la crèche reçoit l'enfant, t la mère y vient toutes les deux ou trois heures, selon âge du nourrisson, lui faire prendre régulièrement sa tétée.

L'exemple est donné par plusieurs industriels de nos

départements de l'Est, et cet exemple devrait être suivi (on voudrait presque qu'une loi vînt les y obliger) par tous les chefs d'usine qui emploient des femmes.

D'autres œuvres, celles-là heureusement plus généralisées : dispensaires, consultations de nourrissons, gouttes de lait, assurent au bébé faute de mieux, c'est-à-dire de l'allaitement maternel, un lait qui, au moins, ne lui sera pas nuisible et qui, chaque jour soigneusement stérilisé, est distribué aux mères.

EXERCICES. — Dire les dangers des microbes dans l'allaitement artificiel. Expliquer comment, par son altération rapide, le lait devient dangereux. Comment le rend-on inoffensif. Quelles sont les œuvres fondées pour la protection du bébé?

XII

Le lait bouilli en petits flacons dosés.

Malheureusement ces œuvres, qui rendent de si grands services, ne sont pas encore répandues partout et la mère ne peut pas toujours se procurer du lait stérilisé, ni employer les systèmes qu'on recommande aujourd'hui ; mais, quel que soit le procédé, le principe reste le même ; c'est en leur faisant subir une très haute température qu'on tue les microbes ; et, s'il est difficile d'obtenir sans un appareil spécial la chaleur exigée pour la destruction certaine de différents germes, il est au moins très simple de faire bouillir le lait (le lait bout à 102 degrés centigrades) à un degré suffisant pour les détruire presque tous et pour rendre inoffensifs ceux qui ne seraient pas détruits, car ces germes sont lents à se développer, et si le lait est soumis, très frais, à une ébullition suffisante, et bu dans les vingt-quatre heures, le *plus grand danger* est écarté.

Dans les récipients où on le garde, le lait se trouve exposé à recevoir tous les germes transportés par l'air, les poussières, etc., il y a donc double avantage à le faire bouillir le plus tôt possible, et dans les bouteilles mêmes où l'enfant le boira ; ainsi la fermentation sera évitée, et le lait sera mis à l'abri des microbes extérieurs. La provision nécesre au bébé peut être faite pour vingt-quatre heures.

A défaut des flacons qu'on trouve dans le commerce, gra-és par vingt-cinq grammes, choisir de petites bouteilles linaires (fioles de pharmacie) contenant selon l'âge de nfant : 50, 100, 150 ou 200 grammes; quand elles seront nplies de lait jusqu'aux deux tiers ou aux trois quarts de r hauteur, suivant la quantité que doit prendre le bébé, les bouchera *hermétiquement* d'un tampon de ouate ou linge, attaché autour du goulot, ou, si c'est possible, ın capuchon de caoutchouc (système du Dr Budin).

Ce sont des bouchons de caoutchouc qui ont la forme s capsules de bouteilles à eaux minérales, dont le fond dur, et dont les parois enveloppent le goulot de la bou-lle; au moyen d'un épaississement du caoutchouc qui t bague, ils le pressent exactement; pour que la vapeur eau dégagée par la chaleur ne le fasse pas sauter, il est rcé de deux petites ouvertures.

Les bouteilles bien bouchées seront rangées dans un nier métallique (c'est une très petite dépense à faire) et ises ensuite dans une marmite remplie d'eau au niveau lait des bouteilles : faire bouillir pendant quarante-cinq nutes *scrupuleusement*.

Au sortir de la marmite, faire refroidir les bouteilles, ssurer qu'elles sont toujours hermétiquement bouchées les garder dans la cave ou dans un endroit sombre et ais autant que possible.

A l'heure de la tétée, faire tiédir, en la plongeant dans eau chaude, la bouteille qu'on va donner à l'enfant (si la ème est montée à la surface, on l'agitera un peu) et, ssitôt débouchée, y adapter une tétine ou un galacto-ıore : c'est un appareil comprenant une tétine et deux bes de métal, l'un où passe le lait, et l'autre plus petit ıi, laissant entrer de l'air dans le flacon, rend plus régu-er le passage du lait dans la bouche de l'enfant.

Avant de le donner, goûter toujours le lait pour s'assurer ı'il est bon et à la température voulue, et faire boire le bébé en renversant la bouteille.

Le nombre des bouteilles doit correspondre au nombre des tétées de l'enfant pour les 24 heures; par ce moyen, qui évite le transvasement du lait, on est sûr qu'il n'a pu recevoir aucun microbe entre le moment où il a bouilli et celui où le bébé le prendra.

Il est impossible d'établir une règle absolument fixe pour la quantité de lait à donner au nourrisson; cette quantité varie forcément selon son âge, l'état de son tube digestif, *selon son poids surtout*, après les trois premiers mois.

Pendant les quatre premières semaines on donnera à l'enfant neuf tétées dans les vingt-quatre heures, avec deux heures d'intervalle entre chaque tétée, et en augmentant presque de jour en jour si son estomac le supporte : 15 grammes de lait d'abord par tétée, puis 20, 25 et 30 pour les premiers huit jours.

A deux semaines : 45 grammes; puis on augmentera progressivement jusqu'à 60 et 75 grammes quand l'enfant aura un mois. Les tétées auront alors deux heures et demie d'intervalle (sept par jour seulement).

De deux à trois mois on arrivera à 90 et 100 grammes. Vers cette époque c'est sur le poids du bébé qu'on se basera le plus sûrement; on lui donnera comme quantité le *dixième* du poids de son corps, ou 100 grammes par kilogramme; c'est la règle qui a, jusqu'ici, produit les meilleurs résultats (observations du Dr Budin et du Dr Maurel de Toulouse).

Par exemple : à un bébé qui pèse 7 kilogrammes ou 7000 grammes, on donnera 700 grammes de lait. S'il pèse 7 kilogrammes 1/2 ou 7500 grammes, on lui donnera 750 grammes de lait. Le calcul est simple, il suffit d'enlever un zéro au poids.

Il est bien entendu que le lait, pour suffire en cette quantité à la nourriture de l'enfant, doit être du lait pur, non écrémé et contenant en moyenne 38 grammes de beurre par litre.

Au moyen de la courbe et des pesées faites régulièrement, il est facile de suivre l'accroissement du bébé et, par conséquent, de lui mesurer toujours sa nourriture en prenant le dixième du poids indiqué.

EXERCICES. — Expliquer l'usage pratique des petits flacons lait bouilli. Expliquer l'avantage de les doser pour une seule ée. Dire ce qu'on peut donner en moyenne de lait à un bé selon son âge et son état. Quelle est la meilleure règle à ivre pour le dosage du lait ?

XIII

allaitement mixte : lait maternel et biberon.

Dans l'allaitement mixte, où l'enfant reçoit une ration lait maternel, le nombre et le dosage des biberons ne ut être le même que dans l'élevage complètement artifi-el. La mère donne le plus qu'elle peut, et le lait de vache pplée seulement à ce qu'elle ne peut donner, soit que n travail l'éloigne de l'enfant, soit que, son lait dimi-ıant, elle ne puisse plus suffire à la tâche.

La mère, obligée par un métier de quitter son nourrisson, réservera les tétées du matin, du soir et de la nuit; ıns la journée, l'enfant sera nourri au lait stérilisé (avec utes les précautions indiquées) en même quantité et aux êmes intervalles que dans l'allaitement artificiel : le pre-ier biberon deux heures ou trois heures, suivant l'âge ı bébé, après la dernière tétée donnée par la mère, et le rnier deux heures ou trois heures avant sa rentrée.

La mère qui, plus heureuse, peut se consacrer jour et iit à son enfant complétera seulement par le lait stérilisé tétée insuffisante. Elle s'apercevra vite que son lait minue : si le bébé, quoique bien portant, avec des garde-bes normales (moins abondantes, cependant) dort moins en et cesse de s'accroître, c'est qu'il n'est plus assez ourri ; la nourrice doit se résigner alors à s'aider de l'allai-ment artificiel. Elle donnera d'abord son lait qui facili-ra au bébé la digestion du lait de vache, puis, aussitôt rès, un biberon complémentaire.

Elle aura bien soin de ne mettre dans ce biberon que la ıantité qui lui manque, sans se laisser entraîner à forcer dose, le lait de vache étant plus lourd à digérer que le en ; surtout elle laissera le bébé épuiser jusqu'à la dernière goutte ce qu'elle peut lui donner elle-même; son lait, complètement renouvelé alors, n'en sera que meilleur et la succion régulière peut le rendre plus abondant.

Par la pesée avant et après la tétée, elle se rendra compte facilement de ce qu'elle y doit ajouter pour assurer au pauvre bébé, trop maigrement allaité, le repas auquel il a droit.

Le lait qui reste dans un biberon, si l'enfant ne boit pas toute sa ration, n'est plus du lait stérilisé; puisqu'il a été mis en contact avec sa bouche il a pu y passer des microbes qui s'y multiplieraient vite, on ne doit donc plus le lui faire boire; on peut seulement utiliser une bouteille de la provision du jour non entamée et encore bien bouchée, en la remettant pendant quarante-cinq minutes au bain-marie, mais on ne réchauffera pas plus d'une fois.

Quant au biberon à choisir, le moins dangereux, puisqu'ils le sont forcément tous, est celui qui se lave et se désinfecte le plus complètement. Le pire, celui qui doit être absolument rejeté, est le biberon à long tube de caoutchouc; pour le malheur des pauvres nourrissons, il a été employé bien longtemps, parce que les nourrices trouvaient commode de le poser auprès du bébé, qui pouvait boire seul et quand bon lui semblait; mais les nourrices d'alors avaient cette excuse que, ne connaissant pas les microbes, elles ne se doutaient pas qu'elles empoisonnaient le pauvre petit d'un lait infecté de germes qui trouvaient un endroit propice à leur développement dans ce long tube, où ils prospéraient à l'envi, personne ne songeant à les en déloger, et qu'elles croyaient avoir assez fait, quand elles avaient passé un peu d'eau chaude dans le biberon avant de le remplir.

Plus heureuses, la mère et la nourrice d'aujourd'hui savent faire la différence entre la simple propreté et la désinfection; prévenues du danger, elles peuvent en préserver leur nourrisson, et c'est pour lui la meilleure garantie; voudraient-elles lui faire volontairement du mal?

Toutes les précautions qu'elles ont prises pour stériliser

ait, elles les continueront en stérilisant aussi le biberon a tétine, dont la malpropreté rendrait leurs premiers s inutiles.

ussitôt après chaque tétée, le biberon sera donc démonté, é et bien brossé dans une eau de savon, ou de l'eau car-atée (cristaux de soude); il y restera plongé avec toutes parties, tétine ou galactophore, jusqu'au moment de ir. Le tout sera alors bien rincé dans une eau filtrée, ou aura bouilli pendant un quart d'heure, eau qui sera, n entendu, renouvelée chaque fois.

Certes, l'allaitement artificiel remplacera toujours mal ait de la mère, mais, quand elle est obligée d'y recourir, elle prenne au moins toutes les précautions qu'on lui ommande pour rendre inoffensif ce lait qui, faute de n, peut devenir mortel au petit enfant; qu'elle apprenne e stériliser, à désinfecter, minutieusement aussi, ces ses, ces biberons dont la malpropreté rend le danger plus nd encore. Qu'elle en comprenne bien la nécessité et e s'en donnera sans regret la peine, parce qu'en bonne re elle voudra que son enfant souffre le moins possible tort, souvent bien involontaire, la pauvre femme! 'elle lui fait en ne le nourrissant pas de son lait, et qu'elle itera tout, pour que, lui aussi, il soit sauvé!

EXERCICES. — Dire la différence entre l'allaitement mixte et laitement artificiel. Expliquer comment, suivant le cas, la re devra s'aider du biberon : quand elle doit s'éloigner de n enfant; quand son lait est insuffisant. Comment s'assu-a-t-elle que son nourrisson pâtit et de la quantité de lait i lui manque? Pourquoi ne faut-il pas donner à l'enfant le t qui reste dans un biberon? A quelle condition peut-on liser une bouteille non entamée de la provision du jour?

XIV

Les premiers pas.

Les tout premiers mois sont heureusement passés, les nnemis, les dangers du début vaincus et conjurés; le bébé a oublié l'ennuyeuse crise et les petites souffrances du vaccin, le voilà plus solide, sa santé s'est affermie; peu à peu, aussi, son intelligence s'est développée; si son horizon est limité il prend, au moins, connaissance de son entourage; même il a acquis déjà quelques talents : il sait rire, il sait regarder, il écoute les choses tendres, les compliments qu'on lui adresse; mieux encore il essaye d'y répondre dans un gazouillis que sa maman traduit très bien; son caractère devient gai, il est joueur et facile à amuser. Ce n'est plus l'être faible, sans individualité, presque inconscient, toujours endormi dans son berceau, c'est un petit personnage très éveillé, qui entre joyeusement en possession de lui-même... et des autres!

Mais c'est alors que la patience de la maman est souvent mise à l'épreuve, et que sa surveillance ne doit jamais se relâcher! Si la raison ne vient que très tard à l'enfant, en revanche sa volonté se développe vite; avant même qu'il soit maître de ses mouvements, il sait ce qu'il veut, et il le veut bien.

La première chose qu'il veut, c'est s'emparer de tout ce qui le tente ou l'intrigue et le plus souvent pour le porter à sa bouche; c'est le commencement d'une longue lutte; il faut mettre hors de sa portée tout ce qui peut lui faire du mal, le blesser, le brûler, l'étrangler, ou lui crever les yeux : ciseaux, couteaux, fourchettes, etc., ne lui donner que des jouets absolument inoffensifs, sans pointes, sans angles dangereux, sans peinture malsaine, et propres, n'ayant roulé ni dans la poussière de l'appartement, ni dans le sable des promenades.

Vers cinq ou six mois, un bébé bien portant peut être assis sur un tapis; on l'entourera au besoin d'oreillers pour le soutenir. C'est la façon la plus rationnelle de développer ses forces, de lui apprendre à se mouvoir, et plus tard à marcher.

De lui-même, il saura faire usage de cette force qu'il se sentira venir; il se traînera d'abord à *quatre pattes*, puis, à l'aide des meubles qu'il rencontrera au hasard de ses ges, il se soulèvera et, s'il se sent assez solide pour se sur ses jambes, il s'y accrochera et restera fièrement it, jouissant de son triomphe!

bout d'un certain temps, il fera non plus à quatre s, mais sur ses deux jambes seulement, autour du ble, son protecteur et son appui, sa première exploп. La maman doit être du voyage, non pour retenir lorateur, mais pour l'encourager, au contraire, tout en ant de lui le danger; sa main saura se placer entre tacle et la petite tête qui pourrait s'y heurter; sans e les chutes seront nombreuses, elle doit veiller à ce les soient sans gravité: elle doit, en même temps, veiller elle-même, sur son sang-froid, retenir à temps, dans etites catastrophes, un cri, un mouvement qui effrayet le bébé plus encore que sa chute, et le rendraient eux et timide.

jour, enfin, se sentant assez sûr de lui pour lâcher , bébé abandonne le fauteuil qui le soutient, la main e guide, il marche seul!

est une des étapes les plus importantes de sa petite un jour de grande joie et de fierté pour la maman... les tribulations, pourtant, vont redoubler.

r tout est à craindre maintenant pour le petit auda- : il faudra entourer d'une barrière le poèle, la chec où il irait se brûler, l'escalier où il pourrait se jeter. er, devant lui, le passage libre de tout ce qui peut le tomber, lui faire du mal, de ce qu'il peut, aussi, r ou déchirer.

core une fois, dans ce nouvel effort pour une nouvelle uête, c'est sa maman qui l'aidera à se tirer des maupas, à triompher des difficultés; et même, par un comcement d'éducation, à discerner déjà le bien du mal.

est de douze à dix-huit mois, généralement, que ant marche seul; quelquefois, s'il est faible, ou très au contraire, ses jambes le portent difficilement; en s, il ne faut pas vouloir le presser de marcher, ce serait inutilement risquer de lui déformer les jambes; si vers deux ans il ne marchait pas encore, il serait temps d consulter le médecin.

EXERCICES. — Comment éviter les accidents au bébé qu commence à jouer et à se mouvoir? Objets dangereux à écar ter. Propreté des jouets. Quelle est la meilleure façon de déve lopper ses membres pour la marche? Vers quel âge un enfan doit-il marcher seul? Ne pas l'y pousser et le fatiguer. A quell époque y a-t-il lieu de s'inquiéter de la faiblesse de ses jambes

XV

La dentition.

Le bébé a bien des prouesses à accomplir dans cett période; de bonne heure le pauvre petit apprend qu'en c monde rien n'est acquis sans peine; il a un autre assau à subir, avant la fin de sa première année : la dentition.

Chez l'enfant bien nourri, bien portant, et dont la crois sance est régulière, la dentition se fait régulièrement aussi

Vers le sixième mois apparaissent les premières dents d lait : d'abord les deux incisives médianes de la mâchoir inférieure et ensuite, pendant le septième et le huitièm mois, celles de la mâchoire supérieure.

Avant le douzième mois viennent les quatre incisive latérales supérieures et inférieures, c'est-à-dire huit dent pendant la première année.

Dans la seconde année on voit paraître, vers dix-hui mois, les quatre prémolaires (situées entre les canines c les molaires), puis les quatre canines; entre deux ans c deux ans et demi, les quatre molaires.

En tout vingt dents.

Mais le plus souvent l'évolution dentaire n'a pas un cour aussi régulier, et il n'y a pas lieu de s'en inquiéter.

La période de la dentition est un temps d'épreuve pou le bébé et pour la maman. Le pauvre petit perd sa gaieté il devient maussade; il dort mal; il crie et pleure parce qu'i souffre; il a des mouvements brusques, énervés, et se défen quand on veut examiner sa bouche; ses gencives son uges et tuméfiées, il salive beaucoup, ce qui le fait baver; uvent, lorsque les canines percent surtout, il a de la rouur aux joues, de l'agitation, de la fièvre même.

Quelquefois il tousse sans que rien d'anormal ne se ontre à la poitrine, ou bien il a de la diarrhée. Ces alaises, qui peuvent sembler graves d'abord, disparaisnt pourtant dès que, la poussée finie, la dent qui perçait t sortie.

Cependant, si des troubles plus sérieux viennent à se oduire dans la santé de l'enfant, il ne faut pas les attriier au seul travail de la dentition et, pour cela, les égliger; ils peuvent avoir d'autres causes ou, tout au oins, la dentition peut n'en être que la cause indirecte.

En effet, pendant les poussées, le bébé affaibli par la soufance, par le manque de sommeil et d'appétit, et dont, ar suite, l'etat général est mauvais, aura moins de résisnce contre les maladies de la petite enfance, et y sera lus exposé; il est donc prudent de le surveiller et de conilter son médecin aux premiers symptômes inquiétants.

Souvent aussi, la mère met au compte de la dentition es troubles digestifs qui ne sont que les méfaits ordinaires e la suralimentation; il lui est facile de les éviter.

Il est des cas pourtant où la suralimentation ne peut tre mise en cause dans les troubles digestifs, c'est lorsque bébé, perdant l'appétit, refuse de téter ou de boire; alors on poids diminue ou reste stationnaire; mais si à l'examen e la bouche on voit que le travail de la dentition comence, que sous la gencive gonflée une dent est prête à ercer, il faut patienter et ne rien changer à son alimenation; la dent sortie, en effet, et la souffrance passée, le ébé retrouve son appétit, son poids et son bon caractère.

Il y a peu à faire, malheureusement, pour aider le pauvre etit patient dans sa dure besogne, et pour soulager ses ouffrances. Quand le gonflement des gencives est doulouux, on peut lui donner un bâton de guimauve à morliller; le hochet ou l'anneau d'ivoire jouera aussi son rôle, uand la dent sera toute prête à émerger.

Si la douleur est très vive, on frotte quelquefois les gencives avec une potion calmante. Des bains tièdes calmeront aussi l'enfant s'il est trop agité.

Mais, là encore, comme dans toutes ses misères, c'est sa maman qui, mieux que tout le monde, le tirera de peine, et qui saura, si elle ne peut l'empêcher de souffrir, consoler au moins son chagrin ; là surtout, elle sera heureuse de le nourrir elle-même, et c'est alors qu'elle lui apportera le meilleur remède à son mal ; car si la santé du pauvre bébé résiste mal à l'épreuve, si son estomac refuse et ne peut tolérer aucune autre nourriture, c'est le lait maternel qui lui donnera la force de soutenir jusqu'au bout les assauts répétés de cette longue crise.

EXERCICES. — A quel âge commence l'évolution dentaire ? Dans quel ordre, généralement ? Quels sont les symptômes du travail de la dentition ? A quels troubles l'enfant est-il sujet ? Pourquoi faut-il surveiller plus particulièrement les malaises du bébé pendant la dentition ? Que peut-on faire pour le soulager ? Dire la supériorité de l'allaitement maternel pendant la dentition.

XVI

Le sevrage.

L'heureux bébé qui, grâce à l'allaitement maternel, a échappé aux pires misères de la toute petite enfance apprendra peut-être, au moment du sevrage, à en connaître quelques-unes, et là aussi, la mère qui a eu le bonheur de nourrir elle-même, et qui ne sait rien non plus des vrais soucis de l'élevage, en aura un aperçu, mais encore ce sera pour peu de temps et les difficultés seront mieux surmontées avec un enfant plus fort et bien développé maintenant.

Le sevrage est une nécessité cruelle pour la nourrice, et à laquelle le nourrisson a plus de peine encore à se soumettre. C'est la première séparation : le lait qu'on va tarir les liait si étroitement ! et la maman trouve dur de priver son bébé de ce lait qu'il aime tant, qui lui convient si bien, n plus grand régal dans la prospérité, son secours et sa nsolation dans l'adversité.

Et ce secours va lui manquer, il devra s'habituer à une ourriture nouvelle, que, d'abord, il n'aimera peut-être s du tout et qui peut lui réussir mal, si elle lui est donnée ns discernement.

A tous deux, pourtant, cette séparation peut être rendue oins pénible en ne l'imposant que progressivement.

L'enfant doit être allaité le plus longtemps possible, endant quinze ou dix-huit mois, et il a tout à gagner à re exclusivement nourri du lait de sa mère jusqu'à la fin sa première année.

Cependant, sans parler des mauvaises nourrices, obligées recourir dès les premiers mois à l'allaitement mixte, eaucoup de mères ne peuvent aussi longtemps nourrir eules; souvent, vers le huitième ou le neuvième mois, le ourrisson doit faire connaissance avec le lait stérilisé, et est déjà un acheminement vers le sevrage. Mais jusqu'à époque où il peut être sevré sans danger, c'est-à-dire, uand la dentition est presque terminée, la mère contiuera à le nourrir en partie, car son lait resterait la resource suprême si le bébé, tombant malade, ne tolérait lus aucune autre nourriture.

Cette raison rend aussi le sevrage progressif bien préféable au sevrage immédiat : si, le lait de sa mère définivement tari et lui manquant soudain, l'enfant ne supporait pas le lait de vache, il faudrait lui chercher une autre ourrice; peut-être la refuserait-il aussi, cela arrive assez ouvent; on le verrait alors dépérir, et son alimentation eviendrait un problème inquiétant. C'est donc faire courir u bébé un très gros risque que de le priver sans ménaement du lait maternel, et ce danger du sevrage brusque oit le faire éviter, quand c'est possible.

S'il n'y a pas urgence, il faut éviter aussi de sevrer penant les fortes chaleurs de l'été et les grands froids de hiver; la mortalité infantile augmente toujours pendant es deux saisons. Par la chaleur, la fermentation rapide du lait le rend plus dangereux et cause en plus grand nombre les maladies gastro-intestinales (diarrhées, choléra infantile), et l'hiver les refroidissements amènent les maladies pulmonaires; ce sont donc deux saisons difficiles à traverser pour le bébé, et pendant lesquelles il serait imprudent de modifier son alimentation.

Le sevrage n'est une épreuve que pour l'enfant nourri par sa mère ou par une nourrice mercenaire; les autres, pauvres bébés! ont dû, tout nouveau-nés, faire contre fortune bon cœur, et accepter à leurs risques et périls le lait qui leur était versé, mauvais ou bon; ils n'ont donc plus qu'à gagner au change (et c'est pour eux une faible compensation), quand ils arrivent à l'âge où on peut sans danger varier leur menu.

Pour eux, il ne s'agit que d'augmenter peu à peu la ration de lait de vache, jusqu'au moment où on peut commencer les bouillies légères et l'alimentation ordinaire des enfants sevrés.

Quand vers huit ou neuf mois le nourrisson, insuffisamment allaité par sa mère et qui réclame un supplément de nourriture, refuse le lait de vache pur, on peut lui donner des potages *très légers*, des bouillies de différentes farines, *très cuites*, et exclusivement au lait.

S'il se montre difficile à nourrir, il faut chercher avec patience ce qui saura le tenter, varier ses bouillies et ses soupes, et renouveler les essais jusqu'à ce qu'on ait trouvé ce qu'il aime le mieux : farine de blé, d'orge, d'avoine, de maïs, de riz, de lentilles, de haricots blancs; arrow-root, sagou; puis les spécialités : racahout, phosphatine Fallières, farine lactée, farine torréfiée de Michel.

Il faut s'assurer que toutes ces farines sont bien fraîches; la farine d'avoine s'altère particulièrement vite.

On commencera par une soupe par jour seulement, qui remplacera une des tétées de l'après-midi, et on en augmentera peu à peu le nombre. De même on n'augmentera que très progressivement la quantité de farine, et quand on sera sûr que l'estomac de l'enfant la tolère; d'abord pour 100

25 grammes de lait, à peu près 5 grammes de farine e cuillerée à café), puis deux cuillerées, puis trois et tre dans 150 à 175 grammes de lait.

Ces farines sont très nourrissantes; un enfant qui, à huit s, en absorbant dans sa journée ses 800 ou 900 grammes lait ne s'accroît plus, continuera à s'accroître si on ite un peu de farine à son lait (sans augmenter la quan- de lait).

0 grammes de farine dans 100 grammes de lait valent ıme nourriture 150 grammes de lait.

uand un enfant (plus âgé) mange une bouillie de grammes de lait et de 20 grammes de farine (une cuil- e à soupe), il est aussi nourri que s'il buvait 300 grammes ait.

ci, comme dans l'allaitement, les doses doivent être surées à l'enfant suivant son âge, l'état de son estomac es résultats obtenus; plus que jamais la mère se mettra garde contre la suralimentation.

XERCICES. — Pendant combien de temps l'enfant doit-il allaité? Dire comment la mère peut s'aider au bout de lques mois. Dire les avantages du sevrage progressif sur le rage brusque. Pourquoi faut-il éviter de sevrer pendant é et pendant l'hiver? De quoi se composeront les bouillies combien pourra-t-on en donner?

XVII

Le sevrage (*suite*).

L'alimentation comprend ce qu'on appelle la ration d'en- tien et la ration d'accroissement.

La ration d'entretien suffit à l'homme fait qui n'a besoin liments que pour le bon entretien de ses tissus, de la aleur animale, et d'un poids désormais stationnaire.

A l'enfant, au contraire, il faut, en plus de la ration ffisant à l'entretien de son état et de son poids actuels, la ion d'accroissement qui le fera grandir et se développer; nfant doit donc manger *relativement* plus que l'adulte.

Aussi, ayant au cours des premiers mois, à mesure que le bébé s'accroissait, augmenté sa ration de façon régulière et assez rapide, la mère peut croire qu'il faut suivre encore la même règle et augmenter d'autant plus cette ration que le bébé, arrivé maintenant à la fin de sa première année, est beaucoup plus grand et plus fort; mais ici le raisonnement devient faux, car la croissance de l'enfant sera, désormais, beaucoup moins rapide que dans les premiers mois.

En effet, le bébé qui, à sa naissance, pesait environ 3 kilogrammes, atteint à la fin de l'année, si son accroissement est normal, environ 9 kilogrammes, il en a donc gagné 6; tandis qu'au bout de sa seconde année, il ne pèse que 11 à 12 kilogrammes, ce qui donne seulement 2 à 3 kilogrammes d'augmentation. Sa croissance étant moins rapide, il devient inutile d'augmenter beaucoup sa ration d'accroissement; c'est parce que la mère ignore ces proportions ou qu'elle n'en tient pas compte que le sevrage est rendu dangereux à l'enfant nourri avec excès.

La faute devient encore plus grave si on donne au bébé des aliments qu'il ne peut s'assimiler qu'avec peine. Si robuste qu'il soit, il faut s'en tenir exclusivement au régime du lait et des bouillies jusqu'à ce que sa dentition soit absolument terminée. Nourrir trop tôt un enfant de pain, de viande, de légumes, aliments que son estomac ne peut digérer, faire boire, au lieu de lait, des boissons excitantes, et alcoolisées, du café, du vin, des liqueurs, c'est le condamner pour toute sa vie... les mères ne le savent pas assez! à une santé délicate, à un tempérament faible sur lequel toutes les maladies auront prise et qui sera sans résistance.

C'est risquer pis encore, c'est l'exposer aux infirmités, c'est-à-dire à de grandes souffrances physiques et morales, à la misère dans bien des cas, s'il doit gagner sa vie et qu'il est mis dans l'impossibilité de le faire.

Quelquefois le bébé semble s'arranger assez bien, au début, du régime qui va lui faire tant de mal, et sa mère,

mpée par sa bonne mine, le croit assez fort pour le
pporter; très fière de son système, elle en montre avec
gueil ce bel échantillon en répétant :

« Il mange de tout comme nous, rien ne lui fait mal! »

Et les voisines l'approuvent et l'admirent, toutes prêtes,
alheureusement, à l'imiter.

Bientôt, pourtant, on voit la pauvre petite figure s'amai-
ir, se rider, les traits se tirent, les membres sont grêles,
ndis que le ventre, gonflé par les gaz que la mauvaise
gestion y développe, devient énorme; il y a de l'inflam-
ation de l'intestin. Si, malgré ces symptômes, le régime
continué, la gastro-entérite devient chronique, et ces
z, ces ferments, que la mauvaise digestion produit et entre-
nt continuellement, deviennent pour l'enfant de véri-
bles poisons qui pénètrent dans tout son organisme et le
inent. La croissance du bébé se fait mal, son système
rveux reste faible, et, à l'âge où les autres enfants mar-
ent seuls, il se soutient à peine sur ses jambes; le déve-
ppement du tissu osseux est entravé, aussi le pauvre
tit devient-il bientôt difforme; dans ce corps contrefait,
organes, gênés, fonctionnent mal; l'enfant reste chétif
sera sans force pour réagir contre la maladie.

Dans les épidémies, il sera une des premières victimes,
maladie sera plus grave chez lui que chez un autre,
eux conformé et mieux armé pour se défendre, et il sera
e en danger; le pauvre petit est devenu ce qu'on appelle
rachitique.

Dans la majorité des cas, le début du rachitisme a été la
stro-entérite chronique, et c'est parce que l'alimentation
une influence si capitale sur la santé du bébé, sur toute
vie ensuite, que la mère est coupable de n'y pas veiller
igneusement.

Même lorsque l'enfant aura toutes ses dents, c'est-à-dire
tre deux ans et demi et trois ans, il faudra ménager
core son estomac : à son régime de lait et de bouillies, on
urra ajouter peu à peu d'autres aliments, les œufs, de
tites panades, des purées de légumes au lait, des pommes

de terre, des gâteaux secs, mais, à trois ans même, très peu de viande encore (viandes blanches) et à un repas seulement : un peu de cervelle, de blanc de poulet haché très fin, du veau ; un peu de poisson frais aussi, quand l'enfant l'aime.

Comme boisson, du lait *exclusivement*.

Il faut donner les repas avec la plus grande régularité et pas trop rapprochés; quatre par jour seulement :

Le matin, au réveil, la bouillie qu'il préfère.

A onze heures ou midi, un repas plus solide; potage au lait, viande ou poisson, lait pur à boire.

A quatre heures, une autre bouillie ou un potage au lait.

A sept heures, un plat de laitage (crème ou œufs au lait) ou bien un œuf à la coque, purée de légumes, lait pur.

Le régime s'élargira, tout naturellement, avec les années, mais il faut toujours éviter de surcharger de viande l'estomac d'un enfant, et ne jamais lui donner de sauces épicées et compliquées.

Proscrire aussi les boissons énervantes, thé et café, et, par-dessus tout, les boissons alcoolisées, vin pur, eau-de-vie, liqueurs, que trop de parents sont portés à administrer à leurs enfants sous prétexte de « toniques ».

Le meilleur tonique, c'est une bonne hygiène, rigoureusement observée depuis le premier jour, et bien des parents seraient inconsolables s'ils savaient combien souvent ils sont coupables de la mauvaise santé de leurs enfants, et comment, par des fautes qui auraient pu être évitées, ils ont ruiné une vie pour laquelle, cependant, ils étaient prêts à tout sacrifier.

EXERCICES. — Expliquer ce qu'on appelle la ration d'entretien et la ration d'accroissement. Pourquoi faut-il augmenter relativement moins la nourriture du bébé après sa première année? Dire le danger de donner trop tôt au bébé une nourriture qu'il ne peut digérer et comment l'enfant mal nourri deviendra rachitique. Dire les symptômes du rachitisme et ses effets. Quel doit être le régime d'un enfant après sa dentition?

SAINT-CLOUD. — IMPRIMERIE BELIN FRÈRES.

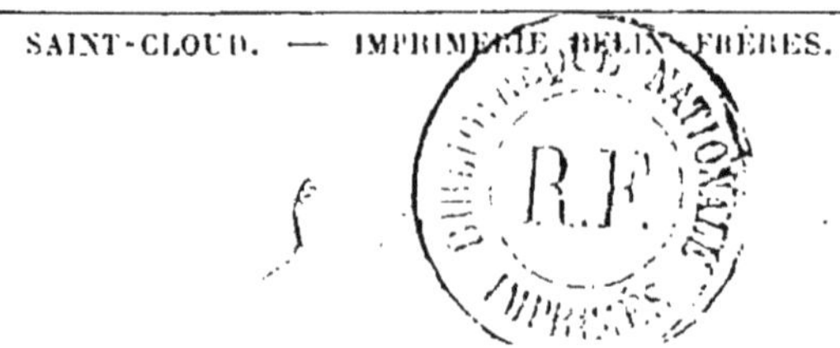

www.ingramcontent.com/pod-product-compliance
Ingram Content Group UK Ltd.
Pitfield, Milton Keynes, MK11 3LW, UK
UKHW012111240726
13965UKWH00004B/1696